Operationstechniken Orthopädie Unfallchirurgie

In der Reihe **Operationstechniken Orthopädie Unfallchirurgie** werden alle relevanten Operationen dieses Fachbereichs dargestellt. Jeweils eine Operation wird in einem Band von einem Spezialisten für gerade diese Operation vorgestellt.

Dabei wird jede Operation in zwei Formen dargestellt:

- als Buch und E-Book, in dem kurze präzise Texte die Operationen step-by-step beschreiben und brillante Fotos und Grafiken den OP-Ablauf visualisieren und
- mit einem OP-Video, das den Operationsverlauf demonstriert. Um das Video anschauen zu können: einfach die SN More Media App kostenfrei herunterladen, das Standbild im letzten Kapitel des Buches scannen und das Video streamen.

Weitere Bände in der Reihe: http://www.springer.com/series/15031

Björn Rath

Jörg Eschweiler

Markus Tingart

Vordere Kreuzbandplastik

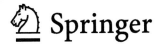 Springer

Prof. Dr. Björn Rath
Universitätsklinikum Aachen
Klinik für Orthopädie
Aachen, Deutschland

Dr. Jörg Eschweiler
Universitätsklinikum Aachen
Klinik für Orthopädie
Aachen, Deutschland

Prof. Dr. Markus Tingart
Universitätsklinikum Aachen
Klinik für Orthopädie
Aachen, Deutschland

Die Online-Version des Buches enthält digitales Zusatzmaterial, das berechtigten Nutzern durch Anklicken der mit einem „Playbutton" versehenen Abbildungen zur Verfügung steht. Alternativ kann dieses Zusatzmaterial von Lesern des gedruckten Buches mittels der kostenlosen Springer Nature „More Media" App angesehen werden. Die App ist in den relevanten App-Stores erhältlich und ermöglicht es, das entsprechend gekennzeichnete Zusatzmaterial mit einem mobilen Endgerät zu öffnen.

ISSN 2570-0340   ISSN 2570-0359   (electronic)
Operationstechniken Orthopädie Unfallchirurgie
ISBN 978-3-662-59377-6   ISBN 978-3-662-59378-3   (eBook)
https://doi.org/10.1007/978-3-662-59378-3

Die Deutsche Nationalbibliothek verzeichnet diese Publikation in der Deutschen Nationalbibliografie; detaillierte bibliografische Daten sind im Internet über http://dnb.d-nb.de abrufbar.

Springer
© Springer-Verlag Berlin Heidelberg 2019

Springer ist ein Imprint der eingetragenen Gesellschaft Springer-Verlag GmbH, DE und ist ein Teil von Springer Nature.
Die Anschrift der Gesellschaft ist: Heidelberger Platz 3, 14197 Berlin, Germany

Vorwort des Verlages

Zusammen mit Herrn Professor Lüring entwickelten wir 2014 die Idee, einzelne Operationen so zu publizieren, dass der Leser in den OP-Saal hineinversetzt wird. In vielen Treffen und Gesprächen mit Herrn Professor Lüring haben wir gemeinsam das Konzept zur Reihe „Operationstechniken Orthopädie Unfallchirurgie" ausgearbeitet, mit der ein Springer-Operationspool entstehen soll. Dabei wird jede Operation in 2 Formen dargestellt:

- als Buch und E-Book, in dem kurze präzise Texte die Operationen step-by-step beschreiben und brillante Fotos und Grafiken den OP-Ablauf visualisieren und
- mit einem OP-Video, das den Operationsverlauf demonstriert. Um das Video anschauen zu können: einfach die SN MoreMedia App kostenfrei herunterladen, das Standbild im letzten Kapitel des Buches scannen und das Video streamen.

Ganz herzlich möchten wir uns an dieser Stelle bei Herrn Professor Lüring für die stets so angenehme und kollegiale Zusammenarbeit bedanken. Immer wieder hat er mit großer Geduld Zeit für den Gedankenaustausch mit uns aufgebracht, Ideen eingebracht, Ideen von uns überprüft und versucht, diese soweit wie möglich umzusetzen.

Unseren Lesern wünschen wir, dass die Lektüre ihnen nützliche Hinweise und Anregungen für ihren operativen Alltag geben kann.

Springer, im Herbst 2019

Vorwort der Autoren

Das vordere Kreuzband (Ligamentum cruciatum anterius, VKB) verläuft vom Tuberculum intercondylare der Tibia in dorso-cranial-lateraler Richtung zur inneren Fläche des Condylus lateralis femoris. Durch seine Ausrichtung limitiert das VKB den ventralen Vorschub und die Streckung des Kniegelenkes. Das VKB ist somit von enormer Bedeutung für die Stabilität des Kniegelenkes.

Die VKB-Ruptur stellt eine häufige ligamentäre Verletzung des Kniegelenkes dar, mit einer Inzidenz von 40–50 pro 100.000 Einwohnern pro Jahr.

Die häufigste Ursache sind „non contact" Verletzungen mit einem kombinierten Valgus- und Außenrotationstrauma. Ein Riss des vorderen Kreuzbandes kann konservativ und operativ behandelt werden.

Entscheidend für die Therapieentscheidung sind die Stabilität des Kniegelenkes und der Aktivitätsgrad sowie Anspruch des Patienten. Bei einer „Giving Way" Symptomatik und einem hohen sportlichen Anspruch wird die Indikation zum Ersatz des vorderen Kreuzbandes gestellt. Hierfür können unterschiedliche Sehnenanteile (Semitendinosussehne/Gracilissehne, Quadrizepssehne, Patellasehne) und unterschiedliche Fixationsmethoden (Button, Schraube etc.) verwendet werden.

Für den Erfolg der Operation ist nicht nur die eigentliche Operation, sondern auch die postoperative Rehabilitation maßgeblich.

Im Folgenden stellen wir den Ersatz des vorderen Kreuzbandes mit einer Semitendinosussehne (4-fach) in der „all inside" Technik dar.

Prof. Dr. Björn Rath
Aachen, Deutschland

Dr. Jörg Eschweiler
Aachen, Deutschland

Prof. Dr. Markus Tingart
Aachen, Deutschland

Inhaltsverzeichnis

SPRINGER NATURE

springernature.com

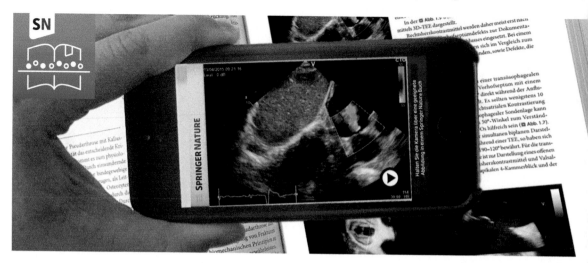

Springer Nature
More Media App

Videos und mehr mit einem „Klick" kostenlos aufs Smartphone und Tablet

Kostenlos
downloaden

- Dieses Buch enthält zusätzliches Online-material, auf welches Sie mit der Springer Nature More Media App zugreifen können.*

- Achten Sie dafür im Buch auf Abbildungen, die mit dem Play Button 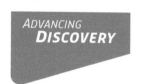 markiert sind.

- Springer Nature More Media App aus einem der App Stores (Apple oder Google) laden und öffnen.

- Mit dem Smartphone die Abbildungen mit dem Play Button scannen und los gehts.

*Bei den über die App ange-botenen Zusatzmaterialien handelt es sich um digitales Anschauungsmaterial und sonstige Informationen, die die Inhalte dieses Buches ergänzen. Zum Zeitpunkt der Veröffentlichung des Buches waren sämtliche Zusatzmate-rialien über die App abrufbar. Da die Zusatzmaterialien jedoch nicht ausschließlich über verlagseigene Server bereitgestellt werden, sondern zum Teil auch Verweise auf von Dritten bereitgestellte Inhalte aufgenommen wurden, kann nicht ausgeschlossen werden, dass einzelne Zusatz-materialien zu einem späteren Zeitpunkt nicht mehr oder nicht mehr in der ursprüng-lichen Form abrufbar sind.

A60956

Vordere Kreuzbandplastik

Elektronisches Zusatzmaterial Die Online-Version dieses Kapitels (https://doi.org/10.1007/978-3-662-59378-3_1) enthält Zusatzmaterial, das für autorisierte Nutzer zugänglich ist.

1

Zusammenfassung

Die VKB-Ruptur stellt eine häufige ligamentäre Verletzung des Kniegelenkes dar, mit einer Inzidenz von 40–50 pro 100.000 Einwohnern pro Jahr. Die häufigste Ursache sind „non contact" Verletzungen mit einem kombinierten Valgus- und Außenrotationstrauma. Ein Riss des vorderen Kreuzbandes kann konservativ und operativ behandelt werden. Entscheidend für die Therapieentscheidung sind die Stabilität des Kniegelenkes und der Aktivitätsgrad sowie Anspruch des Patienten. Bei einer „Giving Way" Symptomatik und einem hohen sportlichen Anspruch wird die Indikation zum Ersatz des vorderen Kreuzbandes gestellt. Hierfür können unterschiedliche Sehnenanteile (Semitendinosussehne/Gracilissehne, Quadrizepssehne, Patellasehne) und unterschiedliche Fixationsmethoden (Button, Schraube etc.) verwendet werden. Im Folgenden stellen wir den Ersatz des vorderen Kreuzbandes mit einer Semitendinosussehne (4-fach) in der „all inside" Technik dar.

1.1 Indikation und Diagnostik

1.1.1 Funktion des vorderen Kreuzbandes

Das vordere Kreuzband (VKB) bildet zusammen mit dem hinteren Kreuzband den sogenannten Zentralpfeiler des Kniegelenks (Jagodzinski et al. 2016). Beide Bänder sind für die komplexe Funktion des Kniegelenks und dessen Stabilität verantwortlich. Das VKB zieht von der mittleren Fläche des Condylus femoris lateralis zum vorderen Teil des Schienbeins. Es verhindert eine hyperphysiologische Translation der Tibia gegenüber dem Femur nach anterior.

1.1.2 Verletzungsmechanismus

Die Ruptur des VKBs entsteht in den meisten Fällen durch die Kombination aus einer Drehbewegungsstellung des Unterschenkels nach außen mit Valgus-Flexions-Stress oder einer Drehbewegungsstellung nach innen mit Varus-Flexions-Stress (Kiapour und Murray 2014; Ochi et al. 2016). Besonders häufig kommen solche Verletzungen bei Sportarten mit schnellen Richtungswechseln (z. B. Tennis), bei (Kontakt-) Mannschaftssportarten (z. B. Handball, Basketball, Fußball) sowie beim Skifahren vor (Kiapour und Murray 2014).

Durch die Insuffizienz des VKBs ist die Funktion eines der beiden zentralen passiven primären Stabilisatoren des Kniegelenks gestört (Siebold et al. 2014). Daraus resultiert eine pathologische Bewegungsfreiheit des Tibiakopfes nach vorne, der als „Tibiavorschub" imponiert. Gelenkkapsel, Seitenbänder, hinteres Kreuzband und Menisken werden vermehrt beansprucht, um den Schienbeinvorschub zu bremsen (Harris et al. 2017). Es kommt zu einer Überdehnung der Bandstrukturen und mittelfristig zu vermehrten Knorpelschäden durch die größere Scherbelastung. Aus diesem Grund ist die Instabilität nach VKB-Ruptur ein prädisponierender Faktor für Folgeverletzungen der Kniebinnenstrukturen und für die Entwicklung einer Osteoarthrose des Kniegelenkes.

1.1.3 Begleitverletzungen

Isolierte VKB-Rupturen sind eher die Ausnahme. In bis zu 80 % der Fälle mit einer VKB Ruptur kommt es zu Begleitverletzungen der Menisken oder einem Riss des Innen- und/ oder Außenbandes (Wilcke 2013).

Wird der geschädigte Meniskus entfernt, so steigt die Instabilität des betroffenen Kniegelenkes weiter an. Die stark eingeschränkte Stoßdämpfung führt zu einer verstärkten Häufigkeit sekundärer Arthrosen (Arastu et al. 2015). Unversehrte Menisken wirken sich positiv auf das Ergebnis einer VKB-Plastik aus. Aus diesem Grund empfiehlt sich – wenn es der Riss des Meniskus zulässt – eine Refixation des selbigen durchzuführen.

1.1.4 Klinische Diagnostik

▪ **Schubladen-Test**

Die ärztliche Untersuchung beinhaltet die Erfragung der aktuellen Beschwerden und des Unfallmechanismus. Danach folgt die klinische Untersuchung des Kniegelenks, wobei der Vergleich mit der gesunden Gegenseite entscheidend ist. Um das Ausmaß der Instabilität nach einer Kreuzbandverletzung bzw. den Riss des vorderen Kreuzbandes zu dokumentieren, wird häufig der vordere Schubladentest durchgeführt (Kohn et al. 2002; Petersen und Zantop 2009; Widmer Leu 2012). Dabei wird das Kniegelenk 90° gewinkelt und der Fuß auf der Unterlage fixiert (▪ Abb. 1.1). Der Untersucher zieht kniegelenksnah die proximale Tibia nach

Abb. 1.1 Translation
der Tibia nach ventral bei
90° gebeugtem Kniegelenk

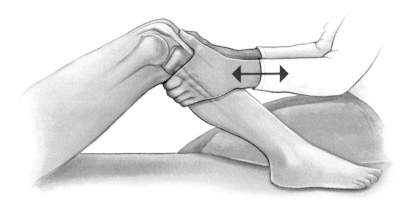

1

ventral und beurteilt im Seitenvergleich das Hervorziehen der Tibia gegenüber dem Femur. Der Schubladentest gilt als positiv, wenn sich der um mehr als 0,5 cm verschieben lässt. Bei positiver vorderer Schublade ist das VKB, bei positiver hinterer Schublade das hintere rupturiert.

■ **Lachman-Test**

Bei einer akuten Verletzung des Kreuzbandes kann der Patient das Kniegelenk häufig schmerzbedingt nicht auf 90° flektieren, so dass in diesem Fall der Lachman-Test als Standardtest gilt. Auch beim Lachman-Test werden stets beide Knie im Seitenvergleich untersucht. Dazu wird beim liegenden Patienten üblicherweise das zu testende Knie in 20 bis 30° gebeugter Position gehalten (NN 2018; Ochi et al. 2016; Widmer Leu 2012). Idealerweise liegt dabei die Ferse auf einer Liege auf. Der Untersuchende umfasst den Unterschenkel mit beiden Händen so, dass seine Zeigefinger in der Kniekehle liegen und zieht den Unterschenkel nach vorne (◘ Abb. 1.2).

Es wird zum einen die Qualität des Anschlags (harter oder weicher Anschlag) herangezogen und zum anderen die Schublade des gesunden Knies mit der Schublade des verletzten Knies verglichen (NN 2018). Mit Hilfe der Seitendifferenz, die in Millimetern angegeben wird, lässt sich eine Aussage über die Stabilität des Knies treffen. Man unterscheidet 4 Grade beim Lachman-Test (Petersen und Zantop 2009):

— Normal: 1–2 mm Schublade
— Fast normal: 3–5 mm Schublade (leichte Instabilität)
— Abnormal: 6–10 mm Schublade (mittelschwere Instabilität)
— Stark abnormal: >10 mm Schublade (schwere Instabilität)

■ **Pivot-shift-Test**

Der Pivot-shift-Test stellt einen weiteren Test zur Beurteilung der Stabilität des Kniegelenkes dar (Petersen und Zantop 2009; Widmer Leu 2012). Er besteht aus einer provozierten Subluxation der Tibia nach innen. Der Untersucher drückt beim liegenden Patienten den Unterschenkel mit der einen Hand nach ventral und führt gleichzeitig eine Innenrotation aus (◘ Abb. 1.3). Mit der anderen Hand flektiert er das Knie und setzt es unter Valgusstress. Bei einem positiven Pivot-shift-Test ist ein spürbares und hörbares Schnappen zu vernehmen. Das Gelenk schnappt bei einer Flexion von 20–30° zurück in die normale Stellung der beiden Gelenkflächen zueinander. Hervorgerufen wird dies durch den Zug des Tractus iliotibialis, der das Schienbein bei einer Flexion ab 20 nach dorsal zieht.

1.1.5 Apparative Diagnostik

Standardmäßig erfolgt ein Röntgen des Kniegelenkes in zwei Ebenen, um knöcherne Verletzungen auszuschließen.

Zusätzlich muss ein MRT zur Sicherung der Diagnose und zum Ausschluss wichtiger weichteiliger Begleitverletzungen (Seitenbänder, Knorpel, Menisken) durchgeführt werden (Rayan et al. 2009).

1.2 Lagerung

Die Operation wird in Rückenlage durchgeführt. Das zu operierende Bein muss frei gelagert werden, so dass es in der Operation flektiert werden kann. Unterstützend kann hierbei eine Rolle (Fuß) und eine Seitenstütze (Oberschenkel) an den OP-Tisch montiert werden. Eine weitere Option ist die Lagerung des Beines in einem (elektrischen) Beinhalter (fixiert) unter Herausnahme des Beinteiles. In der Regel wird unter Blutleere operiert. Vor Anlage der Blutleere sollte ein Antibiotikum als single-shot Gabe verabreicht werden. Es erfolgt eine standardmäßige Desinfektion und Abdeckung des OP-Gebietes. Sollte eine Sehnenentnahme der Gegenseite (Z. n. Voroperation) notwendig sein, wird das andere Bein ebenfalls abgedeckt.

Abb. 1.2 Translokation des Tibiakopfes bei 20–30° Beugung

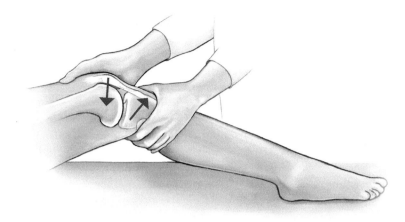

Abb. 1.3 **a** ventrale Subluxation des lateralen Tibiaanteils in extensionsnaher Streckstellung; **b** bei zunehmender Kniebeugung sichtbare Reposition der lateralen Tibia bei vorderer Kreuzbandinsuffizienz

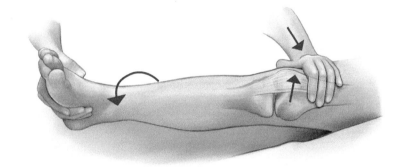

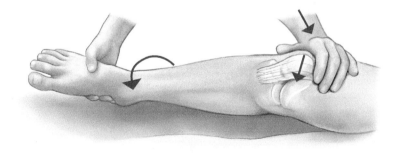

1

1.3 Ersatzplastik des vorderen Kreuzbands in „All-inside"-Technik

Bei klinisch und radiologisch gesicherter VKB-Ruptur kann vor der Arthroskopie direkt die Sehnenentnahme erfolgen. In den meisten Fällen und bei einer unklaren Diagnose erfolgt zuerst die diagnostische Arthroskopie über ein antero-laterales Standardportal. Das mediale Portal wird entsprechend der durchgeführten Technik installiert. Im Rahmen der „All-inside"-Technik verwenden wir ein antero-mediales Arthroskopieportal.

1.3.1 Auswahl des Transplantates

Der arthroskopische Kreuzbandersatz mittels autologer (körpereigener) Sehnentransplantate hat sich heute als Standard durchgesetzt (Auerswald et al. 2018; Petersen et al. 2016). Verwendet werden sogenannte Hamstring-Sehnentransplantate (Semitendinosus- und Gracilissehne) in 3-fach- oder 4-fach-Bündeltechnik sowie die Patellar- bzw. Quadrizepssehne. Nach entsprechender Voroperation kann auch eine Sehne der Gegenseite oder ein Spendertransplantat verwendet werden (Höher und Tiling 2000; Röpke et al. 2001; Webster et al. 2016). Die gemeinsame Eigenschaft dieser Transplantate ist eine mit dem natürlichen VKB vergleichbare Kraftaufnahme und Elastizität (Luciani 2003). Dennoch unterscheiden sich die Transplantate hinsichtlich ihrer Entnahme und ihrer Verankerungsmöglichkeiten.

Als Transplantat der ersten Wahl hat sich dabei die Semitendinosussehne etabliert. Bei einer Sehnenlänge von 28 cm und mehr ist i. d. R. ein 4-fach-Transplantat für das vordere Kreuzband möglich (Jagodzinski et al. 2016).

▪ Entnahme der Semitendinosussehne

Im Rahmen der hier zugrundeliegenden Operation wurde als Transplantat die Semitendinosussehne gewählt in Kombination mit einer 4-fachen Faltung.

Um die Sehne zu gewinnen, wird mittels eines schrägen Hautschnittes 2 cm distal und medial der Tuberositas tibiae ein Zugang zum Pes anserinus geschaffen (◘ Abb. 1.4).

Nach Durchtrennung des subcutanen Fettgewebes wir die Sartoriusfaszie dargestellt und oberhalb der Gracilissehne eingekerbt. Nachfolgend werden die proximale Gracilissehne und die distal gelegene Semitendinosussehne identifiziert. Eine Verletzung des Innenbandes ist zu vermeiden. Die Semitendinosussehne ist in der Regel die kräftigste Sehne des Pes anserinus. Sie wird mobilisiert, wobei die Verbindungen zum medialen Gastrocnemiuskopf unbedingt abgelöst werden müssen, um ein Stripping der Sehne zu ermöglichen. Die Sehne wird angeschlungen und weit ventral mit einem Periostlappen abgelöst. Nachfolgend wird die Sehne wird mit einer Klemme gefasst (◘ Abb. 1.5) und mit einem Sehnenstripper entnommen (◘ Abb. 1.6).

Die entnommene Sehne ist in der Regel zwischen 28 und 30 cm lang und hat einen Durchmesser von ca. 3 mm.

◻ **Abb. 1.4**   Zugang zur Gewinnung der Semitendinosussehne

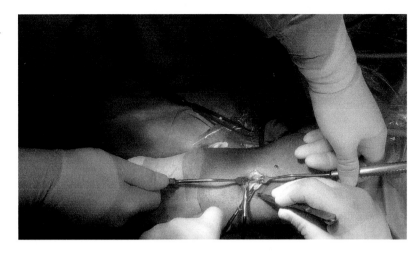

◻ **Abb. 1.5**   Die Sehne wird mit einer Klemme gefasst und mit einer kräftigen „baseball-stitch"- Naht armiert

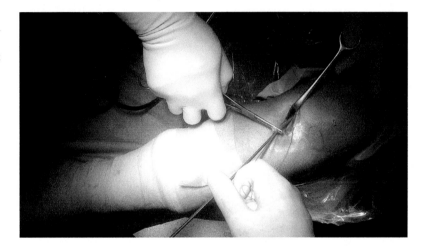

◻ **Abb. 1.6**   Sehnenstripper

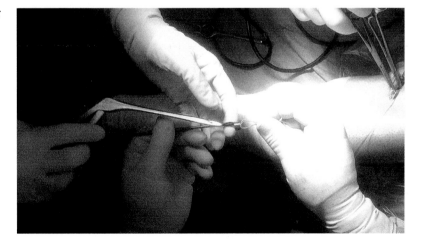

1

■ **Präparation der Semitendinosussehne**

Nach Ablösung der distalen Insertion, die mitsamt Periost abgelöst werden kann, um die Länge zu maximieren, wird das Transplantat auf dem Präpariertisch vorbereitet. Hier erfolgt die Entfernung von Muskelgewebe (■ Abb. 1.7) (Auerswald et al. 2018).

Anschließend wird das Transplantat auf 4-fache Länge (Endlänge mindestens 60 mm beim Erwachsenen) hin kontrolliert (■ Abb. 1.8 und 1.9). Bei diesem Manöver werden Schlaufen von 2 TightRopes® (Fa. Arthrex, Naples, FL,USA) in das Transplantat eingebracht, das Transplantat wird 2-mal gefaltet und vernäht.

☐ **Abb. 1.7** Vorpräparierte Sehne

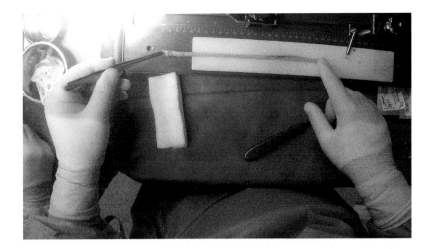

☐ **Abb. 1.8** Die Sehne wird doppelt gefaltet

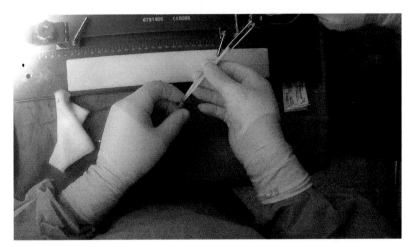

☐ **Abb. 1.9** Die Sehne wird erneut doppelt gefaltet

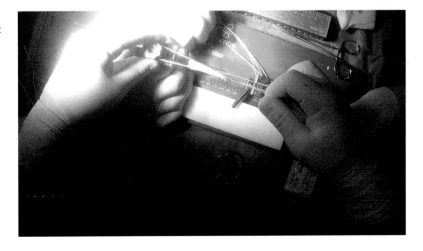

1

Nach Fertigstellung des 4-fach Transplantates wird der Durchmesser bestimmt. Ist nach Entnahme der Semitendinosussehne mit einem unzureichenden Durchmesser zu rechnen, wird zusätzlich die Gracilissehne verwendet. Nach Kontrolle des fertigen Implantates wird eine Markierung bei 1cm im Bereich des geplanten femoralen Abschnitts angelegt.

1.3.2 Kreuzbandimplantation

■ **Vorbereitung**

Nach einer Teilresektion der Synovialis und des Hoffaschen Fettkörpers wird die Fossa intercondylica von VKB-Resten und anderem Weichteilmaterial befreit (◘ Abb. 1.10). Eine Option stellt

das Belassen der Insertionsstellen femoral und tibial zur genauen Platzierung der Bohrkanäle dar.

Wichtigstes Ziel der Rekonstruktion bleibt die anatomische Anlage der Bohrkanäle. Hierfür werden rigide Zielgeräte verwendet.

■ **Femoraler Bohrkanal**

Nach der Präparation der medialen Wand der lateralen Fossa intercondylica wird das femorale Zielgerät eingebracht (◘ Abb. 1.11).

Damit diese Bohrkanäle präzise platziert werden können, werden über spezielle Ziellehren zuerst dünne Pilotbohrer eingebracht (◘ Abb. 1.12). Hierbei wird auf die exakte Positionierung des Zielinstrumentariums geachtet. Als erstes wird die Länge der lateralen Kondyle in 90° bestimmt.

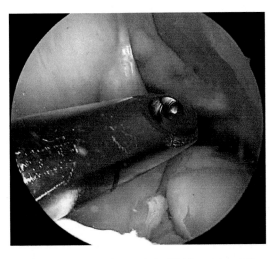

Abb. 1.10 Beseitigung von freien Weichgewebeanteilen

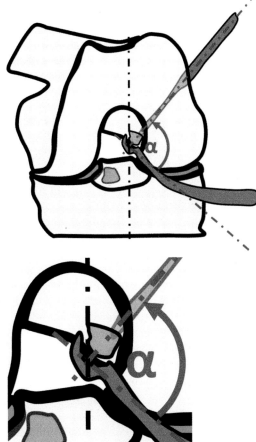

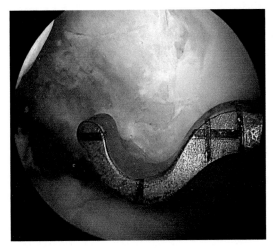

Abb. 1.12 Ausrichtung des Bohrkanals in der lateralen Femurkondyle. Zwischen Längsachse des Zielgerätes und der Längsachse des Bohrkanals wird eine Einstellung des Winkels α von 110° empfohlen.

Abb. 1.11 Zielgerät Femur

1

Nach folgender Berechnung wird der gewünschte Eintrittspunkt eingestellt (Einstellung von ventral: ½ der Kondylenlänge (in mm) +2 mm)

Nachdem die korrekte Lage sichergestellt und überprüft worden ist, wird über den Zielbügel ein Draht (mit 2 mm Durchmesser) von lateral in die Notch eingebohrt. Der Hautschnitt im Bereich des lateralen distalen Oberschenkels sollte ventral des Tracus iliotibialis liegen, um eine Irritation desselben zu vermeiden. Nimmt der Drahtaustrittspunkt in der lateralen Femurkondyle notchseitig die exakte Lage des vorbestimmten Insertionspunktes ein, wird die Position mit einer Hülse gesichert und der Draht wird entfernt. Nun erfolgt das Einbohren des ungeflippten Flipcutters (4,5 mm Stärke Tight-rope Button). Die intraartikuläre Lage wird ebenfalls kontrolliert. Nach der Überprüfung wird die Bohrhülse über dem Flipcutter in die laterale Femurkortikalis auf einer Länge von 5 mm eingebracht. Das gewährleistet die Sicherung des Eintrittspunktes. Der Flippcutter wird über einen entsprechenden Mechanismus geflippt, so dass der Bohrdurchmesser dem Durchmesser des Transplantates entspricht. Durch gleichzeitiges Bohren und Zurückziehen des Flipcutters erfolgt die Anlage eines Sackloches über 15–20 mm (■ Abb. 1.13).

Der femorale Kanal wird somit zweistufig gebohrt: Gelenknah in der Stärke des Transplantats, gelenkfern 4,5 mm stark, sodass das Titanplättchen (■ Abb. 1.14) zwar durchgezogen werden kann, aber danach außerhalb des Bohrkanals sicher aufsitzt. Über die Hülse wird die Schlaufe eines Shuttle-Fadens in das Gelenk eingebracht (Einzug des Transplantates).

■ **Tibialer Bohrkanal**

Ein tibialer Zielbohrdraht wird in den medialen Tibiakopf so eingebracht, dass dieser im tibialen Ansatz des VKBs im Gelenk mündet (■ Abb. 1.15) (Schabus und Bosina 2007).

Die Etablierung des tibialen Bohrkanals erfolgt analog zum femoralen Vorgehen. Nun wird ebenfalls mit einem FlipCutter der tibiale Bohrkanal 2-stufig je nach Transplantatstärke angelegt. Tibial wird ebenfalls ein Shuttle-Faden eingezogen. Entscheidend ist nun, dass beide Shuttlefäden ohne Gewebebrücke aus dem medialen Arthroskopieprotal gezogen werden. Nachfolgend werden die Fäden des ersten Tight-Ropes®- in den femoralen Bohrkanal unter Sicht eingezogen und der Button wird lateral der Femurkortikalis geflippt. Dieser Vorgang kann zusätzlich über den lateralen Zugang am Femur kontrolliert werden. Anschließend wird das Transplantat durch kurzes wechselseitiges Ziehen der TightRope Fäden 1 cm in den femoralen Bohrkanal eingezogen (Markierung bei der Transplantatpräparation) (■ Abb. 1.16).

Nachfolgend wird der zweite TightRope mit dem Shuttle-Faden in den tibialen Bohrkanal eingezogen, geflippt und leicht angezogen. Zum wechselseitigen (femoral und tibial) Einziehen und Spannen des Transplantats wird das Kniegelenk in Steckstellung gebracht, um ein postoperatives Streckdefizit zu vermeiden (Auerswald et al. 2018). Hierzu werden die Zugfäden beider Tight-Ropes gespannt. Nach Erreichen der entsprechenden Stabilität erfolgt eine arthroskopische und klinische Kontrolle der Stabilität in 90° Flexion des Kniegelenkes.

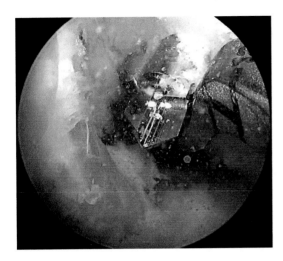

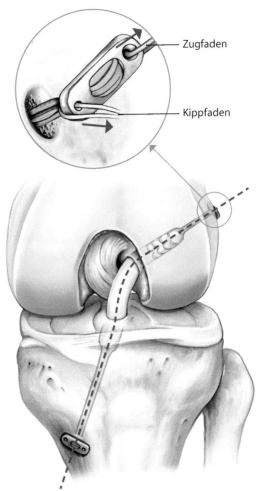

Zugfaden

Kippfaden

■ **Abb. 1.13**   Aufbohren des femoralen Bohrkanals: Mithilfe eines Zielgeräts mit frei wählbarem Winkel erfolgt das transfemorale Einbringen eines retrograden, ausklappbaren Bohrers (FlipCutter)

■ **Abb. 1.14**   Lage der Bohrkanäle mit femoralem Endobutton

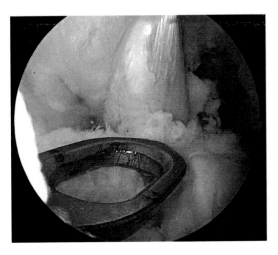

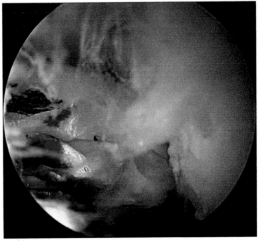

■ **Abb. 1.15**   Zielgerät für tibialen Bohrkanal

■ **Abb. 1.16**   Einziehen des Kreuzbandes

1

■ **Operationsabschluss**

Nach ausgiebiger Spülung erfolgt der Wundverschluss und die Anlage eines sterilen Verbandes. Die postoperative Lagerung erfolgt in Streckstellung ohne Schiene.

1.4 Nachbehandlung

Die Rehabilitation nach Kreuzbandrekonstruktion stellt eine bedeutsame Komponente des Therapiekonzeptes dar (Jakob und Stäubli 2013; Petersen et al. 2017). Die Ziele sind eine frühzeitige Wiedererlangung eines freien Bewegungsumfangs, volle Belastbarkeit sowie muskuläre Kontrolle und Koordination. Bei optimal durchgeführter Rehabilitation ist mit einer belastungsstabilen Wiederherstellung der Kniegelenksfunktion und -stabilität nach 6-9 Monaten zu rechnen.

Die Rehabilitation sollte daher zeitgestaffelt, Phasen-adaptiert folgende Ziele verfolgen (Jagodzinski et al. 2016):

- **Phase 1**: Schmerzlinderung, Schwellungsreduktion, Thromboseprophylaxe, Förderung der Hämatomresorption.
- **Phase 2**: Mobilisierung im geschützten Rahmen, Wiedererlangung der passiven Beweglichkeit ohne Überlastung der Rekonstruktion oder Sehnennaht, Wiederherstellung eines sicheren Gangbildes mit Abrollbelastung.
- **Phase 3**: Wiederherstellung der aktiven Stabilisierung mit normaler Leistungsfähigkeit sämtlicher Extensoren, Flexoren und Rotatoren: Physiologische passive Stabilität; physiologische aktive und passive Beweglichkeit
- **Phase 4**: Beschwerdefreiheit, was hier nicht nur Schmerzfreiheit, sondern auch das Gefühl der Sicherheit im Kniegelenk bedeutet und häufig viele Monate in Anspruch nimmt

Ein konkretes Rehaschema kann wie folgt aussehen:

1. postoperativer Tag:

Beginn mit Krankengymnastik, isometrischen Spannungsübungen, Mobilisation an Gehstützen unter Teilbelastung mit 50 % des Körpergewichtes. Thromboseprophylaxe.

2.-8. postoperativer Tag:

Am 2. bis 8. postoperativen Tag isometrische Übungen, Kokontraktion der ischiocruralen Muskulatur und des Quadriceps. Flexion 90°, je nach Druck- und Schmerzgefühl. Passive Streckungskontrolle. zusätzliches Training der ischiocruralen Muskulatur. Beginn mit Übungen in der geschlossenen kinetischen Kette.

Diese Übungen sollen die Pumpfunktion der Muskulatur aktivieren, um eventuell vorhandenes Blut aus dem Gelenk zu pumpen. Gleichzeitig dienen sie der Thromboseprophylaxe (Schabus und Bosina 2007).

2.-3. Woche:

Behandlungsfreiraum im Rahmen des schmerzfrei möglichen Bewegungsumfanges. Bei guter muskulärer Koordination Übergang zur Vollbelastung.

4.-6. Woche:

Vollbelastung, keine Einschränkung des Bewegungsrahmens. Kontrolluntersuchung nach 6 Wochen. Die volle Funktion wird, soweit sie noch nicht erreicht ist, erarbeitet. Hierbei ist der individuelle Bewegungsrahmen (entsprechend dem Bewegungsumfang des gesunden Beines) zu berücksichtigen. Bei guter muskulärer Kontrolle besteht keine Limitierung der Funktion. Training der ischiocruralen Muskulatur.

Ab der 6. Woche:

Verstärkte Übungen in der geschlossenen kinetischen Kette (Life step, Viertelkniebeugen, Fahrrad-Ergometer). Kein Training gegen distale Widerstände in offener kinetischer Kette vor Abschluss des 6. Monats!

1.5 Video

Das Video kann aus dem E-Book direkt über den Link „Vordere Kreuzbandplastik" und in der gedruckten Ausgabe über einen Scan von ◘ Abb. 1.17 mit der SN MoreMedia App aufgerufen werden. Eine Benutzeranleitung für die App finden Sie nach dem Inhaltsverzeichnis dieses Buches.

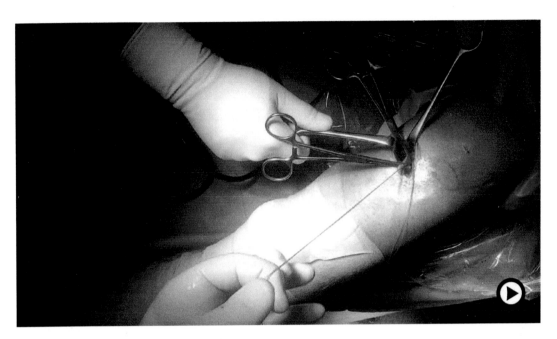

□ Abb. 1.17   Video „Vordere Kreuzbandplastik"

1

Literatur

Arastu MH, Grange S, Twyman R (2015) Prevalence and consequences of delayed diagnosis of anterior cruciate ligament ruptures. Knee Surg Sports Traumatol Arthrosc 23(4):1201–1205. https://doi.org/10.1007/s00167-014-2947-z

Auerswald M, Rundt D, Breer S, Dannenberg O, Fuchs S, Kienast B (2018) Ersatzplastik des vorderen Kreuzbands in „All-inside"-Technik. Trauma Berufskrankh 20(S4):232–236. https://doi.org/10.1007/s10039-018-0380-0

Harris KP, Driban JB, Sitler MR, Cattano NM, Balasubramanian E, Hootman JM (2017) Tibiofemoral osteoarthritis after surgical or nonsurgical treatment of anterior cruciate ligament rupture: A systematic review. J Athl Train 52(6):507–517. https://doi.org/10.4085/1062-6050-49.3.89

Höher J, Tiling T (2000) Differenzierte Transplantatauswahl in der Kreuzbandchirurgie. Chirurg 71(9):1045–1054. https://doi.org/10.1007/s001040051180

Jagodzinski M, Friedrich N, Müller W (2016) Das Knie. Form, Funktion und ligamentäre Wiederherstellungschirurgie, 2. Aufl. Springer, Berlin/Heidelberg

Jakob RP, Stäubli H-U (2013) Kniegelenk und Kreuzbänder: Anatomie, Biomechanik, Klinik, Rekonstruktion, Komplikationen, Rehabilitation. Springer, Berlin/Heidelberg/New York

Kiapour AM, Murray MM (2014) Basic science of anterior cruciate ligament injury and repair. Bone Joint Res 3(2):20–31. https://doi.org/10.1302/2046-3758.32.2000241

Kohn D, Schneider G, Dienst M, Rupp S (2002) Diagnostik der Ruptur des vorderen Kreuzbandes. Orthopäde 31(8):719–730. https://doi.org/10.1007/s00132-002-0341-x

Luciani E (2003) Eine In-vitro-Studie über die Zugkräfte im vorderen Kreuzband und vorderen Kreuzband-Ersatz (Ligamentum Patellae- und Semitendinosus-Plastik). Dissertation, Ludwig-Maximilians-Universität

NN (2018) Orthopädische Untersuchung des Knies. https://www.amboss.com/de/wissen/Orthop%C3%A4dische_Untersuchung_des_Knies. Zugegriffen am 28.11.2018.

Ochi M, Shino K, Yasuda K, Kurosaka M (2016) ACI injury and its treatment. Springer, Tokyo

Petersen W, Zantop T (2009) Das vordere Kreuzband: Grundlagen und aktuelle Praxis der operativen Therapie; mit 29 Tabellen. Deutscher Ärzteverlag, Köln

Petersen W, Petersen U, Winter C (2016) Die Semitendinosus- und Gracilissehne als autologes Transplantat zur Sehnen- und Bandrekonstruktion. OP-JOURNAL 31(03):182–187. https://doi.org/10.1055/s-0041-109446

Petersen W, Achtnich A, Diermeier T, Mehl J, Zantop T (2017) Das instabile Kniegelenk: Diagnostik, Prävention und Therapie. Sports Orthop Traumatol 33(1):29–37. https://doi.org/10.1016/j.orthtr.2016.12.003

Rayan F, Bhonsle S, Shukla DD (2009) Clinical, MRI, and arthroscopic correlation in meniscal and anterior cruciate ligament injuries. Int Orthop 33(1):129–132. https://doi.org/10.1007/s00264-008-0520-4

Röpke M, Becker R, Urbach D, Nebelung W (2001) Semitendinosussehne vs. Ligamentum patellae. Unfallchirurg 104(4):312–316. https://doi.org/10.1007/s001130050733

Schabus R, Bosina E (2007) Das Knie Der Ratgeber für das verletzte Knie. Diagnostik, Therapie und Rehabilitation bei Verletzungen des Kniegelenks. Springer, Wien/New York

Siebold R, Dejour D, Zaffagnini S (2014) Anterior cruciate ligament reconstruction: a practical surgical guide. Springer Science & Business, Berlin

Webster KE, Feller JA, Hartnett N, Leigh WB, Richmond AK (2016) Comparison of patellar tendon and hamstring tendon anterior cruciate ligament reconstruction: a 15-year follow-up of a randomized controlled trial. Am J Sports Med 44(1):83–90. https://doi.org/10.1177/0363546515611886

Widmer Leu C (2012) Drei Tests fürs Vordere Kreuzband. Physiopraxis (10):44–45

Wilcke A (2013) Vordere Kreuzbandläsion: Anatomie Pathophysiologie Diagnose Therapie Trainingslehre Rehabilitation. Springer, Berlin/Heidelberg/New York